中华人民共和国住房和城乡建设部

# 城镇市容环境卫生劳动定额

HLD 47-101-2008

中国计划出版社

2008 北 京

**图书在版编目（CIP）数据**

城镇市容环境卫生劳动定额. HLD 47-101-2008/上海市市容环境卫生管理局，中国城市环境卫生协会卫生管理专业委员会，上海市市容环境卫生行业协会主编. —北京：中国计划出版社，2008.10（2022.11重印）
ISBN 978-7-80242-245-2

Ⅰ.城…　Ⅱ.①上…②中…③上…　Ⅲ.城市卫生：环境卫生—劳动定额—标准—中国　Ⅳ.R126-65

中国版本图书馆CIP数据核字（2008）第136302号

中国计划出版社出版发行
网址：www. jhpress. com
地址：北京市西城区木樨地北里甲11号国宏大厦C座3层
邮政编码：100038　电话：（010）63906433（发行部）
三河富华印刷包装有限公司印刷

787mm×1092mm　1/16　3印张　68千字
2008年10月第1版　2022年11月第3次印刷

定价：18.00元

主编部门：中华人民共和国住房和城乡建设部
批准部门：中华人民共和国住房和城乡建设部
执行日期：２　０　０　８　年　１　１　月　１　日

# 中华人民共和国住房和城乡建设部

# 关于印发《城镇市容环境卫生劳动定额》的通知

建标〔2008〕110号

为适应城市环境卫生行业发展的需要，加强和改善市容行业卫生管理，我部组织制定了《城镇市容环境卫生劳动定额》，编号为HLD 47-101-2008，自2008年11月1日起施行。原建设部1996年发布的《全国城市市容环境卫生统一劳动定额》同时废止。

《城镇市容环境卫生劳动定额》由我部标准定额所组织中国计划出版社出版发行。上海市市容环境卫生管理局负责具体解释工作。

中华人民共和国住房和城乡建设部

二〇〇八年六月十九日

# 前　　言

《城镇市容环境卫生劳动定额》（以下简称“本定额”）是根据建标造函〔2007〕41号文“关于请部分单位承担‘全国城市市容环境卫生统一劳动定额’修订工作的函”的要求，由上海市市容环境卫生管理局、中国城市环境卫生协会市容环境卫生管理专业委员会和上海市市容环境卫生行业协会，会同部分省会城市环境卫生管理部门组成修订组对原建设部1996年《全国城市市容环境卫生统一劳动定额》（以下简称“原定额”）进行了全面修订。

在修订过程中广泛深入地调查研究，收集了全国各地的资料，总结了我国不同类型城市的经验，并对一些项目进行针对性实测，认真比对各地相关单位实际使用劳动定额的情况，在全国范围内，多次征求了有关单位及专家的意见，对一些重要问题进行了专题研究和反复讨论，最后召开了全国审查会议，会同有关部门共同审查定稿。

本定额与原定额相比，主要调整了定额单位和内容结构，进一步明确了道路清扫面积计算的规定，调整了定额单位为能够计量有效工时的单位；增加了扫雪、岸河和海滩保洁及建（构）筑物外立面清洗保洁等新的项目。

本定额的发布实施将对改善市容环境卫生作业组织，合理配置劳动力资源，进一步提高市容环境卫生劳动效率发挥积极的作用。

本定额在执行过程中，请各单位注意总结经验，积累资料，随时将有关意见和建议反馈给上海市市容环境卫生管理局（上海市铜仁路331号，电话：021—62473288—1605），以便今后修订时参考。

本定额主编单位、参编单位和主要起草人：

**主编单位**：上海市市容环境卫生管理局
中国城市环境卫生协会市容环境卫生管理专业委员会
上海市市容环境卫生行业协会

**参编单位**：北京市市政管理委员会
天津市市容环境卫生管理委员会
重庆市环境卫生管理局
石家庄市环境卫生管理处
太原市市容环境卫生管理局
哈尔滨市容环境卫生管理办公室
长春市市容环境卫生管理局
沈阳市环境卫生管理处

广州市市容环境卫生管理局
武汉市城市管理局
长沙市城市管理局
福州市环境卫生管理处
济南市市容环境卫生管理局
贵阳市城市管理局
西安市市容园林局

**主要起草人：** 冯肃伟　吴仁勇　朱子仪　黄金源　郭有宽　王雅兴
苏绍师　李日春　徐月仙　葛钦铭　陈迅之

# 目　次

# 1 适用范围

本定额适用于城镇道路清扫（除雪）和保洁，水域环境保洁，垃圾和粪便收集、运输及处置，设施保洁，机动车清洗，建（构）筑物外立面清洗保洁等作业。是市容环境卫生作业服务单位组织生产、合理配置生产作业人员、计算作业成本、实行经济核算的主要依据。

# 2 引用标准

《劳动定额术语》GB/T 14002—92

《工时消耗分类、标准时间构成》GB/T 14163—93

《城市环境卫生质量标准》[建成（1997）21号]

《城镇环境卫生设施设置标准》CJJ 27—2005

# 3 有关规定

## 3.1 工作内容

**3.1.1** 道路清扫、保洁。

**3.1.1.1** 道路人工清扫。

使用清扫工具，清除地面道路、地下通道、人行天桥、公共广场、步行街等路面的尘土、废弃物，维护道路整洁。

**3.1.1.2** 道路人工保洁。

使用清洁工具，对地面道路、地下通道、人行天桥、公共广场、步行街等路面在清扫后进行巡回保洁。

**3.1.1.3** 道路机械清扫。

使用清扫机械，清除地面道路、地下通道、高架道路、公共广场等路面的尘土、废弃物。

**3.1.1.4** 道路机械冲洗、洒水。

使用装水车辆和机械，对地面道路、地下通道、高架道路、公共广场等路面进行喷、洒、洗，清除路面尘土、废弃物、粘污物以除污降温。

**3.1.1.5** 道路除雪。

使用除雪机械和工具及除雪溶剂，清除道路、天桥、广场等处的积雪。

**3.1.1.6** 废物箱保洁。

使用垃圾收集器具和保洁工具，对地面道路、地下通道、公共广场、步行街等处设置的废物箱内的废弃物进行清除、收集和保洁箱体。

**3.1.2** 垃圾收集、运输。

使用作业工具和运输车辆，对居民和单位产生的生活垃圾、餐厨垃圾、装饰垃圾、大（粗）件垃圾等进行收集并运至指定地点。实施分类收集的地区，要按照分类的要求进行收集和运输。作业结束后清洁作业场地，保养工具和车辆。

**3.1.3** 垃圾转运。

使用专用设施和机具设备，将运入转运站的垃圾，经集储、压缩后，转运至垃圾处理（置）场。

**3.1.4** 垃圾收集容器及收集站、转运站保洁。

使用保洁器具，清除垃圾收集容器、垃圾收集站（点）、转运站及责任范围内周边环境的污物、污水并消毒灭蝇，保持垃圾收集容器、设施、设备和周围环境的整洁。

**3.1.5** 粪便收集、运输。

**3.1.5.1** 粪便收集、运输。

使用作业工具、运输车辆，对居民、单位和公共厕所产生的粪便进行清除、收集并运至指定地点。作业结束后清洁作业场地，保养工具和车辆等。

**3.1.5.2** 粪便收集站保洁。

使用保洁工具，清除倒粪站、贮粪池等粪便收集站（点）及责任范围内周边环境的污物、污水并消毒灭蝇，保持设施和周围环境的整洁。

**3.1.6** 公共厕所管理保洁。

为公共厕所（以下简称“公厕”）使用者提供服务，并使用保洁工具，对公厕内部及周边环境进行清扫、冲洗、消毒、灭蝇，保持设施完好、整洁。

**3.1.7** 水域保洁。

**3.1.7.1** 水域保洁。

使用保洁作业船和专用保洁器具与设施，清除水域内的废弃物，对水域环境进行清洁维护。一般可分为水面保洁、岸线和滩涂保洁、船舶（码头）废弃物收集作业等。

a）水面保洁：

使用保洁作业船和专用器具，清除打捞水面漂浮废弃物。

b）岸线保洁：

使用保洁作业船和专用器具，清除附粘在河道驳岸、防汛墙及其他固定设施等处的废弃物。

c）滩涂保洁：

使用保洁作业船或人工，清除、收集滩涂（河滩、湖滩、海滩）废弃物。

d）船舶（码头）废弃物收集：

使用保洁作业船及专用机具（或人工），清除、收集各类船舶、码头产生的污水、垃圾等废弃物。

**3.1.8** 废弃物处理。

**3.1.8.1** 垃圾处理。

使用专用设施和设备，采取焚烧、填埋、堆肥等处理工艺，将运进处理场（厂）的垃圾，按照国家规定的有关标准进行处理，使之无害化、减量化、资源化。

**3.1.8.2** 粪便处理。

使用专用设施和设备，将运进处理场（厂）的粪便，采取生化等处理工艺进行处理，使之符合《粪便无害化卫生标准》的有关规定，并予以排放或利用。

**3.1.9** 机动车辆清洗、保洁。

使用专用设施和工具，对机动车辆外部污物进行清洗，对车厢内部进行保洁。

**3.1.10** 建（构）筑物外立面清洗保洁。

使用专用设备和器具及材料，对各类建（构）筑物外立面进行清洗或涂刷，以去污保洁。

## 3.2 劳动定额的概念

企事业单位在组织生产活动时，在人力利用方面应遵守的标准。劳动定额分别有产量定额、时间定额和人员定额。

**3.2.1** 产量定额——单位时间内完成工作任务量的限额。

**3.2.2** 时间定额（亦称工时定额）——生产一定数量产品或完成一定的工作任务所需的劳动时间。

**3.2.3** 时间定额与产量定额互为倒数。

**3.2.4** 人员定额——按一定专业技术素质要求，对操作设备配置各类人员所规定的限额。

## 3.3 劳动消耗量的单位和定额时间构成

**3.3.1** 本定额所规定的劳动消耗量单位，根据不同的作业内容和劳动对象，以“产量定额”或“时间定额”表示。

**3.3.2** 定额时间构成。

包括准备与结束时间、作业时间（基本时间＋辅助时间）、作业宽放时间（技术性宽放时间＋组织性宽放时间）、个人生理需要与休息宽放时间，即：

$$T=T_{zj}+T_{z}+T_{zk}+T_{jzk}$$

式中 $T$——定额时间；

$T_{zj}$——准备与结束时间；

$T_{z}$——作业时间（有效工时）；

$T_{zk}$——作业宽放时间；

$T_{jzk}$——个人生理需要与休息宽放时间。

## 3.4 工作量计算规则

**3.4.1** 道路清扫保洁。

**3.4.1.1** 道路清扫、保洁作业量（下同）以面积“$m^2$”计算。见图3.4.1。

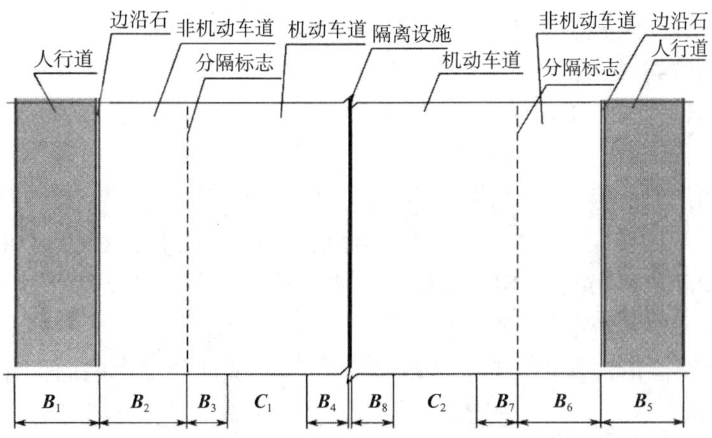


**图3.4.1 道路清扫、保洁作业量计算示意图**

道路清扫保洁面积计算公式：

$$\sum A=L(B_1+B_2+B_3+B_4+B_5+B_6+B_7+B_8)+(C_1+C_2)\times 折算率$$

式中　$\sum A$——道路清扫保洁总面积；

$L$——道路单边长度；

$B_1$、$B_5$——道路人行道宽度（无人行道的$B_1=0$、$B_5=0$）；

$B_2$、$B_6$——道路设非机动车道的宽度（无分隔标志的视作2m宽度）；

$B_3$、$B_7$——道路设机动车道与非机动车道分隔设施的机动车道一侧的2m宽度；

$B_4$、$B_8$——道路设隔离设施的两边2m的宽度；

$C_1$、$C_2$——需折算的机动车道清扫保洁的面积。

**3.4.1.2**　人行道清扫、保洁作业量以全面积计算。

**3.4.1.3**　非机动车道道路清扫、保洁作业量以全面积计算。

**3.4.1.4**　道路无非机动车道与机动车道分隔标志的，路面清扫、保洁面积按人行道边沿石向路面中心延伸2m宽度计算，其余车行道路面的面积按60%折算。

**3.4.1.5**　道路有非机动车道与机动车道分隔标志的，车行道路面清扫、保洁面积计算方法如下：

a）非机动车道与机动车道有分隔标志（无隔离设施）的机动车道宽度12m以内的路面清扫、保洁面积按40%折算；12m以上的按30%折算。

b）非机动车道与机动车道设有隔离设施的，隔离设施机动车道一侧的以2m宽度计算。其余机动车道路面清扫保洁面积的计算方法同a）。

**3.4.1.6**　人行天桥、地下通道、公共广场、步行街的清扫、保洁作业量以全面积计算。

**3.4.1.7**　冬季道路积雪、结冰的清除以全面积计算。

**3.4.1.8**　道路的机扫、冲洗、洒水和高架道路机扫的作业量单位以长度“km”计算。

**3.4.1.9**　废物箱保洁定额单位以“只”计算。

**3.4.2**　垃圾收集、运输。

**3.4.2.1**　垃圾收集、运输作业量单位以“车次”计算。

**3.4.2.2**　人工上门收集作业量单位以“户”计算。

**3.4.2.3**　垃圾收集容器保洁作业量单位以“只”计算。

**3.4.3**　粪便收集、运输。

粪便收集、运输作业量单位以“车次”计算。

**3.4.4**　水域保洁。

**3.4.4.1**　使用作业船，登轮（岸）清除、收集废弃物作业量以“艘次”计算。

**3.4.4.2**　使用作业船，清除、打捞水面漂浮废弃物作业量以面积“$m^2$”计算。

**3.4.4.3**　清除收集船舶废弃物、清除打捞水面漂浮废弃物以收集量“t”计算。

**3.4.4.4**　岸线、滩涂保洁作业量按长度“m”计算。

**3.4.5**　机动车辆清洗保洁以时间“min”计算。机械自动洗车的时间定额根据不同的洗车机械功能设定。

**3.4.6**　建（构）筑物外立面清洗保洁按面积以“$m^2$”计算。

### 3.5 其他具体规定

**3.5.1** 垃圾、粪便运输时间已含运输道路5%以内坡度的因素，若坡度超过5%时另行处理。

**3.5.2** 各地在实施本定额时，对车辆行驶速度的确定，可根据本地区的道路、交通、车流量等实际情况，作适当调整。

**3.5.3** 按等级标准设置的公共厕所，应按照文明管理的要求，安排男性和女性保洁人员，对男厕和女厕分别保洁。

**3.5.4** 废弃物处理。

废弃物处理实行人员定额。按技术规范、工艺要求、作业方式和设备配置确定操作人员和场地辅助人员。

**3.5.5** 建（构）筑物外立面清洗保洁。

**3.5.5.1** 建（构）筑物外立面清洗保洁定额均不含作业准备时间和撤场的时间。

**3.5.5.2** 建（构）筑物的外立面应按照不同建（构）筑物外立面材质的类型定期进行清洗或粉刷，玻璃、金属板类应每3～6个月清洗一次;贴面砖、石材类应每年清洗一次;水泥、涂料类等其他材质的应2～3年清洗或粉刷一次。建（构）筑物按规定期限清洗的为一般清洗，超期清洗的为重垢清洗。

**3.5.5.3** 本定额为建（构）筑物高度180m以下的吊板式作业清洗定额。

**3.5.5.4** 特殊形态建（构）筑物的清洗定额，根据建（构）筑物的形状和污垢程度及作业难度确定。

**3.5.5.5** 每个作业面劳动量单位设定为1.5m$^2$（高1m×宽1.5m）。

**3.5.5.6** 建（构）筑物外立面高度有效工时率:25m以下时为60%，60m以下时为75%，100m以下时为85%。

**3.5.6** 本定额按每周40h工时制，每一班次8h标准工时制计算（简称“五工二休”）。实行每周40h工时制，每一班次按6.5h（简称“六工一休”）或其他工时制的，需经当地劳动（人事）主管部门认定，其班次定额由各地市容环卫部门另行计算。根据管理需要，生产作业时间超过一个班次，应另行计算班次，安排生产作业人员。

**3.5.7** 其他规定与说明。

**3.5.7.1** 本定额中凡注明“以内”或“以下”者均包括本身;“以外”或“以上”者均不包括本身。

**3.5.7.2** 本定额标准表中未标明每班次有效工时数的，人工作业按7h计;机械作业按6.5h计。

## 4 定额标准表

### 4.1 道路清扫（除雪）、保洁

**4.1.1** 道路人工清扫、保洁。

**工作内容：** 准备工具、路面清扫保洁、垃圾运送、工具清洁保养。

**表4.1.1　道路人工清扫、保洁**

$m^2$/班次·人

| 项目 | 一级道路 | 二级道路 | 三级道路 | 四级道路 | 步行街 | 公共广场 |
|---|---|---|---|---|---|---|
| 清扫保洁面积 | 3125 | 3125 | 3250 | 3375 | 2750 | 4000 |
| 编号 | 1 | 2 | 3 | 4 | 5 | 6 |
| 说明：1. 道路等级的划分按建设部颁布的《城市环境卫生质量标准》中的有关规定执行。<br>2. 本道路清扫、保洁的班次定额是按清扫和保洁混合作业组织方式计算的，一、二级道路按每人每小时清扫 $1250m^2$、三级道路清扫 $1300m^2$、四级道路清扫 $1350m^2$，步行街清扫 $1300m^2$，公共广场清扫 $1600m^2$，清扫时间设定为 2.5h，其余时间为该清扫面积内的巡回保洁时间。清扫时间在 2.5h 以外的，班次定额由各地市容环卫部门另行计算。<br>3. 按以上定额确定的，每班次有效工时为 6.5h。<br>4. 如班次定额为单一（是指在有效工时内将道路清扫一遍）道路清扫的，班次有效工时为 6h，一、二级道路清扫班次定额为 $7500m^2$，三级道路清扫班次定额为 $7800m^2$，四级道路清扫班次定额为 $8100m^2$。 | | | | | | |

**4.1.2**　人工清除冰雪。

**工作内容：**准备工具、路面冰雪清除和运送、工具清洁保养。

**表4.1.2　人工清除冰雪**

$m^2$/h

| 降雪量<br>项　目 | 小雪<br>2.5mm 以下 | 中雪<br>5mm 以下 | 大雪<br>10mm 以下 | 暴雪<br>10mm 以上 |
|---|---|---|---|---|
| 作业面积 | 120 | 100 | 50 | 25 |
| 编号 | 7 | 8 | 9 | 10 |
| 说明：每班次有效工时按6h计 | | | | |

**4.1.3**　道路机扫、保洁。

**工作内容：**检查车辆安全、路面清扫保洁、垃圾运送、车辆清洁保养。

**表4.1.3　道路机扫、保洁**

km/h

| 项　目 | 地面道路 | 高架道路 |
|---|---|---|
| 清扫作业里程 | 6 | 8 |
| 保洁作业里程 | 8 | 10 |
| 编号 | 11 | 12 |
| 说明：每班次有效工时按6h计 | | |

**4.1.4**　机械清除冰雪。

**工作内容：**检查车辆安全、安装推雪板、清除路面冰雪、拆除推雪板、车辆清洁保养。

**表4.1.4　机械清除冰雪**

$m^2$/h

| 降 雪 量<br>项　目 | 中雪 5mm 以下 | | 大雪 10mm 以下 | | 暴雪 10mm 以上 | |
|---|---|---|---|---|---|---|
| | 卡车 | 装载机 | 卡车 | 装载机 | 卡车 | 装载机 |
| 作业面积 | 5000 | 5000 | 2500 | 4000 | 1500 | 3500 |
| 编号 | 13 | 14 | 15 | 16 | 17 | 18 |
| 说明：每班次有效工时按6h计 | | | | | | |

**4.1.5** 融雪剂机械撒布。

**工作内容：**检查车辆和机械安全、装融雪剂、路面撒布、车辆机械清洁保养。

**表4.1.5 融雪剂机械撒布**

车次/班次

| 车吨位 | 2.5t 以下 | 5t 以下 |
|---|---|---|
| 车次 | 4 | 3 |
| 编号 | 19 | 20 |
| 说明：每班次有效工时按6h计 | | |

**4.1.6** 道路机械冲洗、洒水。

**工作内容：**检查车辆安全、车辆装水、路面冲洗或洒水、车辆清洁保养。

**表4.1.6 道路机械冲洗、洒水**

km/h

| 项 目 | 一般冲洗（洗地） | | 高压冲洗、洒水 | |
|---|---|---|---|---|
| | 车 种（t） | | | |
| | 5t 以下 | 5t 以上 | 5t 以下 | 5t 以上 |
| 作业里程 | 6 | 8 | 8 | 10 |
| 编 号 | 21 | 22 | 23 | 24 |
| 说明：每班次有效工时按6h计 | | | | |

**4.1.7** 废物箱保洁。

**工作内容：**准备工具、收集箱内废弃物、保洁箱体、废弃物运送、工具清洁保养。

**表4.1.7 废物箱保洁**

只/班次·人

| 项 目（设置间距） | 废物箱 | | |
|---|---|---|---|
| | 三体 | 双体 | 单体 |
| 50m | 40 | 50 | 90 |
| 80m | 35 | 45 | 80 |
| 100m | 33 | 42 | 72 |
| 编号 | 25 | 26 | 27 |
| 说明：本定额以人工收集为标准，定额包括箱内更换垃圾袋以及间隔距离行走的时间 | | | |

系数调整：

一、人工清扫、保洁：

1.人行天桥、地下通道的阶梯，按相应等级道路定额乘以系数0.6～0.5。

2.落叶、风沙季节的道路清扫、保洁按相应等级道路定额乘以系数0.8～0.7。

3.污染特别严重、弹石路等路况较差的道路，按相应等级道路定额乘以系数0.7～0.6。

4.人流量特别密集、商业特别繁华的道路和公共广场，按相应等级道路定额乘以系数0.8～0.7。

5.车站、客运码头等主要交通集散地的道路和公共广场按一级道路等级定额乘以0.7～0.6。

6.废物箱收集保洁：

（1）废物箱内不放垃圾袋的，其收集保洁按相应定额乘以系数0.8。

（2）用人力三轮车收集保洁的，按相应定额乘以系数1.2。

二、机械清扫、保洁：

人流量、车流量大，路况差，交通信号灯间距短的道路可按相应等级道路定额乘以系数系数0.8～0.6。

三、县级市及建制镇的各类道路清扫保洁按相应定额乘以系数1.05。

## 4.2 垃圾收集和运输

**4.2.1** 人工上门（户）收集。

**工作内容：**准备收集工具、上门收集、垃圾运送，垃圾堆点环境保洁和工具保养。

**表4.2.1 人工上门（户）收集**

户/班次·人

| 项目 | 平房 | 无电梯 | | 有电梯 | | | 别墅 |
|---|---|---|---|---|---|---|---|
| | | 3层以下 | 7层以下 | 14层以下 | 21层以下 | 21层以上 | |
| 收集户数 | 500 | 400 | 340 | 360 | 320 | 280 | 250 |
| 编号 | 28 | 29 | 30 | 31 | 32 | 33 | 34 |
| 说明：1. 本定额以一梯4户为准。<br>2. 居住户垃圾采取集中堆放方式，人工收集按本定额表 4.2.2-8 执行 | | | | | | | |

**4.2.2** 机动车垃圾收集运输。

**工作内容：**检查车辆安全、装载、运输、定点倾卸、车辆清洁保养。

**4.2.2.1** 自装卸式垃圾车。

**表4.2.2-1 自装卸式垃圾车**

车次/班次

| 项目 | 单程运距（km以内） | | | | | | | 编号 |
|---|---|---|---|---|---|---|---|---|
| 车吨位 | 3 | 6 | 9 | 12 | 15 | 20 | 30以上 | |
| | 每班次工作定额 | | | | | | | |
| 2 | 8 | 7 | 6 | 5 | 4 | 3 | 2～3 | 35 |
| 3 | 7 | 6 | 5 | 4 | 4 | 3 | 2～3 | 36 |
| 5 | 6 | 5 | 4 | 3 | 3 | 3 | 2 | 37 |
| 序号 | 一 | 二 | 三 | 四 | 五 | 六 | 七 | |

**4.2.2.2** 集装箱式垃圾车。

**表4.2.2-2 集装箱式垃圾车**

车次/班次

| 项目 | 单程运距（km 以内） | | | | | | | 编号 |
|---|---|---|---|---|---|---|---|---|
| 车吨位 | 3 | 6 | 9 | 12 | 15 | 20 | 30 以上 | |
| | 每班次工作定额 | | | | | | | |
| 5 | 12 | 9 | 6 | 5 | 4 | 4 | 3 | 38 |
| 8 | 10 | 8 | 5 | 4 | 4 | 3 | 3 | 39 |
| 15 | 8 | 7 | 4 | 4 | 3 | 3 | 2～3 | 40 |
| 15 以上 | 7 | 6 | 4 | 3 | 3 | 2～3 | 2 | 41 |
| 序号 | 一 | 二 | 三 | 四 | 五 | 六 | 七 | |

**4.2.2.3** 车厢可卸式垃圾车。

**表4.2.2-3 车厢可卸式垃圾车**

车次/班次

| 项目 | 单程运距（km 以内） | | | | | | | 编号 |
|---|---|---|---|---|---|---|---|---|
| 车吨位 | 3 | 6 | 9 | 12 | 15 | 20 | 30 以上 | |
| | 每班次工作定额 | | | | | | | |
| 5 | 9 | 8 | 6 | 5 | 4 | 3 | 3 | 42 |
| 8 以上 | 7 | 6 | 5 | 4 | 4 | 3 | 2～3 | 43 |
| 序号 | 一 | 二 | 三 | 四 | 五 | 六 | 七 | |

**4.2.2.4** 人工后装压缩式垃圾车。

**表4.2.2-4 人工后装压缩式垃圾车**

车次/班次

| 项目 | 单程运距（km 以内） | | | | | | | 编号 |
|---|---|---|---|---|---|---|---|---|
| 车吨位 | 3 | 6 | 9 | 12 | 15 | 20 | 30 以上 | |
| | 每班次工作定额 | | | | | | | |
| 2 | 8 | 7 | 6 | 5 | 5 | 4 | 3～4 | 44 |
| 3 | 7 | 6 | 5 | 5 | 4 | 4 | 3～4 | 45 |
| 5 | 6 | 5 | 4 | 4 | 4 | 3 | 2～3 | 46 |
| 8 以上 | 5 | 5 | 4 | 4 | 3 | 3 | 2～3 | 47 |
| 序号 | 一 | 二 | 三 | 四 | 五 | 六 | 七 | |

**4.2.2.5** 机械装自卸式垃圾车。

**表4.2.2-5 机械装自卸式垃圾车**

车次/班次

| 项目 | 单程运距（km以内） | | | | | | | 编号 |
|---|---|---|---|---|---|---|---|---|
| 车吨位 | 3 | 6 | 9 | 12 | 15 | 20 | 30以上 | |
| | 每班次工作定额 | | | | | | | |
| 2 | 18 | 15 | 10 | 10 | 8 | 6 | 3～4 | 48 |
| 3 | 17 | 13 | 10 | 10 | 7 | 6 | 3～4 | 49 |
| 5 | 14 | 12 | 9 | 8 | 7 | 5 | 3～4 | 50 |
| 8以上 | 11 | 10 | 8 | 6 | 5 | 3 | 2～3 | 51 |
| 序号 | 一 | 二 | 三 | 四 | 五 | 六 | 七 | |

**4.2.2.6** 人工装自卸式垃圾车。

**表4.2.2-6 人工装自卸式垃圾车**

车次/班次

| 项目 | 单程运距（km以内） | | | | | | | 编号 |
|---|---|---|---|---|---|---|---|---|
| 车吨位 | 3 | 6 | 9 | 12 | 15 | 20 | 30以上 | |
| | 每班次工作定额 | | | | | | | |
| 2 | 7 | 5 | 4 | 4 | 3 | 3 | 2～3 | 52 |
| 3 | 6 | 5 | 4 | 3 | 3 | 3 | 2～3 | 53 |
| 5 | 5 | 4 | 3 | 3 | 3 | 3 | 2～3 | 54 |
| 序号 | 一 | 二 | 三 | 四 | 五 | 六 | 七 | |

**4.2.2.7** 密闭罐状式餐厨垃圾车。

**表4.2.2-7 密闭罐状式餐厨垃圾车**

车次/班次

| 项目 | 单程运距（km以内） | | 编号 |
|---|---|---|---|
| 车吨位 | 20 | 20以上 | |
| | 每班次工作定额 | | |
| 5以下 | 3 | 2 | 55 |
| 5以上 | 3 | 2 | 56 |

**4.2.2.8** 定点收集人工装自卸式垃圾车。

**表4.2.2-8 定点收集人工装自卸式垃圾车**

车次/班次

| 项目 | 单程运距（km 以内） | | | | | | | 编号 |
|---|---|---|---|---|---|---|---|---|
| 车吨位 | 3 | 6 | 9 | 12 | 15 | 20 | 30 以上 | |
| | 每班次工作定额 | | | | | | | |
| 0.5 | 9 | 6 | 5 | 4 | 3 | 3 | 2～3 | 57 |
| 2 | 7 | 5 | 4 | 4 | 3 | 3 | 2～3 | 58 |
| 3 | 6 | 5 | 4 | 4 | 3 | 3 | 2～3 | 59 |
| 5 | 4 | 3 | 3 | 3 | 2 | 2 | 2 | 60 |
| 序号 | 一 | 二 | 三 | 四 | 五 | 六 | 七 | |

**4.2.2.9** 拖拉机。

**表4.2.2-9 拖拉机**

车次/班次

| 项目 | 单程运距（km 以内） | | | | | | | 编号 |
|---|---|---|---|---|---|---|---|---|
| 车吨位 | 3 | 6 | 9 | 12 | 15 | 20 | 30 以上 | |
| | 每班次工作定额 | | | | | | | |
| 0.5 | 8 | 5 | 4 | 3 | 3 | 3 | 2 | 61 |
| 1 | 7 | 4 | 4 | 3 | 3 | 3 | 2 | 62 |
| 2 | 7 | 4 | 3 | 3 | 3 | 3 | 2 | 63 |
| 3 | 5 | 4 | 3 | 3 | 2 | 2 | 2 | 64 |
| 4 | 4 | 3 | 3 | 2 | 2 | 2 | 2 | 65 |
| 序号 | 一 | 二 | 三 | 四 | 五 | 六 | 七 | |

**4.2.3** 非机动车垃圾运输（人力车）。

**表4.2.3 非机动车垃圾运输（人力车）**

车次/班次

| 项目 | 单程运距（km 以内） | | | | | 编号 |
|---|---|---|---|---|---|---|
| 车吨位 | 1 | 2 | 3 | 4 | 5 | |
| | 每班次工作定额 | | | | | |
| 0.25 | 9 | 5 | 4 | 3 | 3 | 66 |
| 0.3 | 7 | 4 | 3 | 3 | 2 | 67 |
| 0.5 | 6 | 4 | 3 | 2 | 2 | 68 |
| 序号 | 一 | 二 | 三 | 四 | 五 | |

**4.2.4** 垃圾转运站、垃圾收集容器管理、保洁。

**工作内容：**检查设施设备安全、启动机械、场地及设施保洁、机械维护保养。

**4.2.4.1** 垃圾压缩转运站管理、保洁。

**表4.2.4-1 垃圾压缩转运站管理、保洁**

台/班次

| 项 目 | 压缩机 | |
|---|---|---|
| | 1（台） | 2（台） |
| 定员 | 1 | 2 |
| 编号 | 69 | 70 |

**4.2.4.2** 垃圾房（间）、收集容器保洁。

**表4.2.4-2 垃圾房（间）、收集容器保洁**

座/班次

| 项 目 | 垃圾房（间） | 垃圾收集容器 |
|---|---|---|
| 保洁数 | 14 | 42 |
| 编号 | 71 | 72 |
| 说明：每班次按有效工时7h计算，垃圾房（间）每保洁1座30min；垃圾收集容器每保洁1只10min | | |

**4.2.4.3** 垃圾转运（中转）。

**工作内容：**称重、计量、控制和操作机械、压装废弃物、场地管理、场地和设施保洁、机械检修和维护保养。

**表4.2.4-3 垃圾转运（中转）**

| 工种名称 | 使用设备 | 操作内容 | 定员数（人/班或台班） | 编号 |
|---|---|---|---|---|
| 计量工 | 地磅秤 | 车辆过磅记录 | 1 | 73 |
| 计算机操作工 | 计算机 | 主控制室操作计算机系统、程控监视等 | 2 | 74 |
| 压装操作工 | 卸料平台液压机 | 指挥车辆卸料或操作液压机压装 | 2 | 75 |
| 天车司机 | 天车 | 操作天车 | 1 | 76 |
| 场地管理工 | 场内、控制指示灯等设备 | 装载区、卸车区调度 | 1～2 | 77 |
| 场内车辆驾驶 | 自卸汽车、洒水车、扫路车等 | 进行场内牵引移位、保洁等 | 1 | 78 |
| 运输车辆驾驶 | 运输车辆 | 垃圾转运 | 1 | 79 |
| 机修工 | 机械、工具 | 对设备进行维修、检修等 | 按车辆、设备维修任务量配置 | 80 |
| 电器维护工 | 电工工具 | 对配、变电设施和照明系统进行维修、管理 | 1～2 | 81 |
| 辅助工 | 简易工具 | 垃圾分拣、场区保安、保洁、绿化养护等 | 按需要配置 | 82 |

系数调整：

一、人工上门（户）收集：

1.如低于一梯4户的按相应定额乘以系数0.9 ～ 0.8；高于一梯4户的，按相应定额乘以系数1.2。

2.有电梯的楼层，超过30层以上的，可按21层以上的定额乘以系数0.9。

3.别墅中的联排别墅可按别墅定额乘以系数1.3 ～ 1.5。

二、垃圾运输：

垃圾运输以一个装车点为准。每超过一个装车点（距离在500m以内），按相应的定额乘以系数0.95递减。

## 4.3 粪便收集和运输及收集站管理

**工作内容：**检查车辆安全、装载、运输、定点倾卸、车辆清洁保养。

**4.3.1** 机动车运输。

**表4.3.1 机动车运输**

车次/班次

| 项目 | 单程运距（km 以内） | | | | | | 编号 |
|---|---|---|---|---|---|---|---|
| 车吨位 | 3 | 6 | 9 | 12 | 15 | 20 | |
| | 每班次工作定额 | | | | | | |
| 2 | 20 | 11 | 7 | 6 | 5 | 3 | 83 |
| 3 | 16 | 10 | 7 | 5 | 4 | 3 | 84 |
| 5 | 12 | 8 | 6 | 5 | 4 | 3 | 85 |
| 序号 | 一 | 二 | 三 | 四 | 五 | 六 | |

**4.3.2** 拖拉机。

**表4.3.2 拖拉机**

车次/班次

| 项目 | 单程运距（km 以内） | | | | | | 编号 |
|---|---|---|---|---|---|---|---|
| 车吨位 | 3 | 6 | 9 | 12 | 15 | 20 | |
| | 每班次工作定额 | | | | | | |
| 0.5 | 18 | 7 | 5 | 4 | 3 | 3 | 86 |
| 1 | 15 | 7 | 5 | 4 | 3 | 3 | 87 |
| 2 | 13 | 6 | 5 | 4 | 3 | 3 | 88 |
| 4 | 11 | 6 | 4 | 4 | 3 | 3 | 89 |
| 序号 | 一 | 二 | 三 | 四 | 五 | 六 | |

**4.3.3** 非机动车运输（人力车）。

**表4.3.3 非机动车运输（人力车）**

车次/班次

| 项目 | 单程运距（km 以内） | | | | | 编号 |
|---|---|---|---|---|---|---|
| 车吨位 | 1 | 2 | 3 | 4 | 5 | |
| | 每班次工作定额 | | | | | |
| 0.25 | 8 | 5 | 3 | 3 | 2 | 90 |
| 0.3 | 7 | 4 | 3 | 3 | 2 | 91 |
| 0.5 | 4 | 3 | 2 | 2 | 2 | 92 |
| 序号 | 一 | 二 | 三 | 四 | 五 | |
| 说明：如畜力车拉运按相应产量定额乘以系数1.5 | | | | | | |

**4.3.4** 人力挑运。

**工作内容：** 准备挑运工具，清除粪便，挑运至收集或处理点，保洁作业场地，保养挑运工具。

**表4.3.4 人力挑运**

担/班次·人

| 项目 | 单程运距（km） | | | | | | 编号 |
|---|---|---|---|---|---|---|---|
| | 0.3 | 0.6 | 0.9 | 1.2 | 1.5 | 2 | |
| 人力挑运 | 17 | 10 | 7 | 6 | 5 | 4 | 93 |
| 序号 | 一 | 二 | 三 | 四 | 五 | 六 | |

**4.3.5** 粪便收集站管理、保洁。

**工作内容：** 准备工具、管理倾倒、设施保洁、保养。

**表4.3.5 粪便收集站管理、保洁**

座/人·班次

| 项　目 | 双　体 | 单　体 |
|---|---|---|
| 管理保洁 | 5 | 10 |
| 编号 | 94 | 95 |
| 说明：既有倒粪口又有小便池设施的称为“双体”，只设倒粪口或小便池的称为“单体” | | |

系数调整：

粪便运输以一个装车点为准。每超过一个装车点（距离在500m以内），按相应的定额乘以系数0.95递减。

## 4.4 公共厕所管理保洁

**工作内容：** 准备工具、保洁和消毒、服务和管理、清洁和保养。

**表4.4　公共厕所管理保洁**

人/座·班次

| 项　　目 | 一～三类公厕 | 流动公厕 |
| --- | --- | --- |
| 定员数(人/座) | 2 | 1 |
| 编号 | 96 | 97 |
| 说明:1. 公厕内设有为老、弱、病、残、孕等特殊服务的,定员数可增加1人。<br>2. 车站、码头、广场、旅游景点、商业繁华地区公厕每班次使用超过 500 人次以上或公厕实行收费的,人员定额数可增加 1 ～ 3 人。<br>3. 旱厕、简易公厕实行巡回保洁,保洁的座数由各地根据路线远近的情况自行设定。<br>4. 严寒季节,清掏冻粪时,定员数按需要增加 | | |

## 4.5　水域保洁

**4.5.1**　船舶(码头)生活垃圾收集。

**工作内容:**动车、开航、靠轮、登轮、收集吊卸废弃物、清洁冲洗甲板、返航。

**表4.5.1　船舶(码头)生活垃圾收集**

艘次/航班

| 项　　目 | | 航程(km 以内) | | | | | 航程(30km 以外)每增 5km 减少数 | 编号 |
| --- | --- | --- | --- | --- | --- | --- | --- | --- |
| | | 30 | 25 | 20 | 15 | 10 以下 | | |
| 货轮 | $10^5$t 以上 | 7 | 8 | 9 | 10 | 11 | 1 | 98 |
| | $5\times10^4$t 以上 | 9 | 11 | 13 | 15 | 17 | 2 | 99 |
| | 5000t 以上 | 14 | 16 | 18 | 20 | 22 | 2 | 100 |
| | 1000t 以上 | 21 | 24 | 27 | 30 | 33 | 3 | 101 |
| | 1000t 以下 | 36 | 40 | 44 | 48 | 52 | 4 | 102 |
| 客轮 | 5000t 以上 | 7 | 8 | 9 | 10 | 11 | 1 | 103 |
| | 5000t 以下 | 12 | 13 | 14 | 15 | 16 | 1 | 104 |
| 序号 | | 一 | 二 | 三 | 四 | 五 | 六 | |
| 说明:客轮收集艘次按0.8层次折算;邮轮收集艘次按层次折算 | | | | | | | | |

**4.5.2**　船舶(码头)生活污水、扫舱垃圾收集。

**工作内容:**动车、开航、靠轮、登轮、连接抽吸装置、抽吸生活污水、清洁冲洗甲板、返航。

**表4.5.2　船舶(码头)生活污水、扫舱垃圾收集**

t/航班

| 项　　目 | 航程(km 以内) | | | | 航程(35km 以外)每增 5km 减少数 | 编号 |
| --- | --- | --- | --- | --- | --- | --- |
| | 35 | 30 | 25 | 20 | | |
| 生活污水 | 21 | 24 | 27 | 30 | 3 | 105 |
| 扫舱垃圾 | 12 | 14 | 16 | 18 | 2 | 106 |
| 序号 | 一 | 二 | 三 | 四 | 五 | |
| 说明:扫舱垃圾定额按劳动力和装卸机械配置、起舱废弃物易难程度等因素调整 | | | | | | |

**4.5.3** 清扫作业船机械清除漂浮物。

**工作内容：**动车、开航、操作清扫机械、收集漂浮物、吊卸漂浮物、清洗甲板与清扫机械、返航。

**表4.5.3 清扫作业船机械清除漂浮物**

$m^2$/航班

| 项目 | 航程（km 以内） | | | | 航程（20km 以外）每增 5km 减少数 | 编号 |
|---|---|---|---|---|---|---|
| | 20 | 15 | 10 | 5 | | |
| 150PH 以上 | 230000 | 240000 | 250000 | 260000 | 10000 | 107 |
| 150PH 以下 | 95000 | 100000 | 105000 | 110000 | 5000 | 108 |
| 序号 | 一 | 二 | 三 | 四 | 五 | |

**4.5.4** 保洁作业人工清除打捞漂浮物。

**工作内容：**动车、开航、水面巡回保洁，打捞漂浮物、吊卸漂浮物、清洗甲板、返航。

**表4.5.4 保洁作业人工清除打捞漂浮物**

$m^2$/航班

| 项目 | 定员（人） | 保洁面积 | 编号 |
|---|---|---|---|
| 40PH 以上 | 3～5 | 100000 | 109 |
| 20PH 以上 | 3 | 75000 | 110 |
| 20PH 以下 | 2～3 | 50000 | 111 |
| 非机动船 | 2 | 30000 | 112 |
| 双体浮筏 | 1 | — | 113 |
| 序号 | 一 | 二 | |

**4.5.5** 岸线、滩涂保洁。

**4.5.5.1** 防汛墙、护坡保洁。

**工作内容：**动车、开航、高压冲洗、清除粘附（滞留）废弃物、返航。

**表4.5.5-1 防汛墙、护坡保洁**

m/航班

| 项目 | 防汛墙保洁 | 护坡保洁 | 编号 |
|---|---|---|---|
| 机动保洁作业船 | 4000 | 3000 | 114 |
| 人工 | — | 2400 | 115 |
| 序号 | 一 | 二 | |

**4.5.5.2** 河（湖）、海滩保洁。

**工作内容：**准备工具，捡、拾废弃物。

**表4.5.5-2 河（湖）、海滩保洁**

$m^2$/班次·人

| 项目 | 河（湖）滩保洁 | 海滩保洁 | 编号 |
|---|---|---|---|
| 人工 | 15000 | 60000 | 116 |
| 序号 | 一 | 二 | |

系数调整：

1.夜间作业，船舶垃圾收集艘次数乘以系数0.8。

2.沿岸码头或单位生活垃圾收集艘次数为上岸作业次数，收集量较大的可乘以系数0.7～0.5。

3.水生植物漂移季节，清除打捞作业面积可乘以系数0.75～0.25。如发生水生植物大面积漂移应作应急保洁处理。

## 4.6 废弃物处理

**4.6.1** 垃圾卫生填埋。

**工作内容：**称重、计量、卸料、摊铺、压实、覆土，渗沥水处理，沼气导排、环境监测、设施保养。

**表4.6.1 垃圾卫生填埋**

| 工种名称 | 使用设备 | 操作内容 | 人员定额数 | 编号 |
|---|---|---|---|---|
| 计量工 | 地磅称 | 车辆过磅及记录 | 1/ 台班 | 117 |
| 计算机操作工 | 计算机 | 主控室自动控制管理 | 2/ 台班 | 118 |
| 推土机驾驶员 | 推土机、铲运机 | 操纵推土机械对垃圾推平、铲运、平整 | 1/ 台班 | 119 |
| 压实机驾驶员 | 压实机、刮平机 | 操纵压实机械压实垃圾或覆土压实 | 1/ 台班 | 120 |
| 挖掘机驾驶员 | 挖掘机、装载机 | 操纵挖掘、装载机械进行填埋前挖土或装载覆盖土 | 1/ 台班 | 121 |
| 场内车辆驾驶员 | 自卸汽车、洒水车、喷药水车、扫路车、排泥车 | 进行场内运土覆盖、道路保洁、喷药消毒等 | 1/ 台班 | 122 |
| 场地管理工 | 场内指挥、控制指示灯等设备 | 填埋卸土现场指挥，压实质量监督，辅助设施铺设等 | 3/ 作业单元 / 台班 | 123 |
| 除害消毒工 | 人工喷药器 | 喷药消毒、灭蝇灭鼠等 | 3/ 作业单元 / 台班 | 124 |
| 绿化工 | 绿化工具 | 场地绿化、管理 | 1/10 亩 | 125 |
| 污水处理工 | 渗沥污水处理系统设备 | 沉淀、曝气池管理、生物处理等 | 按处理设备规模配置 | 126 |
| 环保检测工 | 环境监测设备 | 负责场地及周围大气、水质、沼气监测 | 2～3/ 台班 | 127 |

**续表4.6.1**

| 工种名称 | 使用设备 | 操作内容 | 人员定额数 | 编号 |
|---|---|---|---|---|
| 电器维护工 | 电工工具 | 对电器设备和线路系统进行维修、管理 | 2/ 台班 | 128 |
| 机修工 | 机械、工具 | 负责工程机械、车辆维护保养 | 按设备维修任务配置 | 129 |
| 辅助工 | 简易工具 | 场区周围保安、保洁等 | 按处理规模和生产需要配置 | 130 |
| 说明:作业单元指填埋场区设计作业区面积 | | | | |

**4.6.2** 垃圾堆肥。

**工作内容:** 称重、计量、分拣、贮存、给料、发酵、出料、磁选、滚筛、破碎、成品运输、整理、清洁场地。

**表4.6.2 垃圾堆肥**

| 工种名称 | 使用设备 | 操作内容 | 人员定额数 | 编号 |
|---|---|---|---|---|
| 计量工 | 地磅秤 | 车辆过磅及记录 | 1/ 台班 | 131 |
| 计算机操作工 | 计算机 | 主控室自动控制管理,计算机操作 | 2/ 台班 | 132 |
| 筛分操作工 | 垃圾预处理、后处理设备 | 负责滚筒筛、振动筛、硬料分选、磁选机等运行 | 1/ 台班 | 133 |
| 传送机看管工 | 传送皮带机 | 看管传送皮带机运行分拣垃圾 | 1/ 台班 | 134 |
| 发酵仓操作工 | 发酵仓、通风、排风机 | 发酵仓进出料、送(排)风、测温、化验等 | 3/ 台班 | 135 |
| 翻堆操作工 | 铲车或其他翻堆机械 | 操作翻堆机械翻堆,发酵垃圾 | 1.3/ 台班 | 136 |
| 场地车辆驾驶员 | 卡车、装载车、洒水车、喷药水车等 | 场内道路冲洗保洁,进料、堆垛、二次堆肥运输、堆肥出场等 | 1/ 台班 | 137 |
| 除害消毒工 | 洒药车、喷药器具等 | 喷、洒药水消毒、灭蝇灭鼠等 | 按需配置 | 138 |
| 污水处理工 | 污水处理系统设备 | 污水排放管道及处理设施运行管理 | 按设备配置 | 139 |
| 机修工 | 机械、工具 | 进行设备维护、检修、小型零件加工 | 按设备维修任务量配置 | 140 |

**续表4.6.2**

| 工种名称 | 使用设备 | 操作内容 | 人员定额数 | 编号 |
|---|---|---|---|---|
| 电器维护工 | 电工工具 | 对配电电器设备和线路系统进行维修、管理 | 2/台班 | 141 |
| 辅助工 | 简易工具 | 场区保安、保洁、绿化等 | 按处理规模和生产需要配置 | 142 |

**4.6.3** 垃圾焚烧。

**工作内容：** 称重、计量、预处理、给料、焚烧、炉渣处理、飞灰处理、污水处理、烟气利用与净化。

**表4.6.3 垃圾焚烧**

| 工种名称 | 使用设备 | 操作内容 | 人员定额数 | 编号 |
|---|---|---|---|---|
| 计量工 | 地磅秤 | 车辆过磅及记录 | 1/台班 | 143 |
| 计算机操作工 | 计算机等 | 中央控制室自动控制管理 | 3/台班 | 144 |
| 巡检员 | 检测工具 | 巡回检查 | 4/台班 | 145 |
| 烟气净化工 | 静电除尘器 | 除去粉尘 | 2/台班 | 146 |
| 水处理工 | 水洗净器 | 除去有害气体 | 2/台班 | 147 |
| 吊车司机 | 天车起重机 | 操纵天车进行装卸料 | 2/台班 | 148 |
| 飞灰操作工 | 推灰器、撇灰器 | 灰池排灰 | 1/台班 | 149 |
| 卸料操作工 | 垃圾料斗 | 卸料平台投料操作管理 | 1/台班 | 150 |
| 泵房操作工 | 通风机等 | 操纵通风机等 | 1/台班 | 151 |
| 维修工 | 机械、工具 | 设备、管线、仪控、电机维护保养 | 6/台班 | 152 |
| 污水处理工 | 污水处理系统设备 | 污水排放管道及处理设施运行管理 | 按设备和规模配置 | 153 |
| 环保检测工 | 化验、仪器设备 | 环境监测 | 2/台班 | 154 |
| 电器维护工 | 电工工具 | 对电器设备和线路系统进行维修、管理 | 按需要配置 | 155 |
| 锅炉操作工 | 锅炉 | 操作锅炉等设备的运转 | 2～3/台班 | 156 |
| 发电机组值班工 | 发电机组 | 操作蒸汽发电机组等 | 2/台班 | 157 |

**续表4.6.3**

| 工种名称 | 使用设备 | 操作内容 | 人员定额数 | 编号 |
|---|---|---|---|---|
| 场内汽车驾驶员 | 场内车辆 | 场内运输等 | 1/ 台班 | 158 |
| 辅助工 | 简易工具 | 消防、保安、保洁、绿化等 | 按处理规模和生产需要配置 | 159 |

**4.6.4** 粪便无害化处理。

**工作内容：**称重、计量、固液分离、生化处理（厌氧、兼氧、好氧、沉淀）消毒、排放，浮渣，沉渣处理，场地及环境保洁。

**表4.6.4 粪便无害化处理**

| 工种名称 | 使用设备 | 操作内容 | 人员定额数 | 编号 |
|---|---|---|---|---|
| 粪便处理操作工 | 有关工具 | 计量，按工艺流程控制处理过程、运行记录等 | 2～3/ 台班 | 160 |
| 计算机操作工 | 计算机等 | 主控室自动控制系统控制管理 | 2/ 台班 | 161 |
| 泵房操作工 | 有关工具 | 泵站、鼓风机操作管理 | 1～2/ 台班 | 162 |
| 化验工 | 化验仪表设备 | 化验、检测 | 1～2/ 台班 | 163 |
| 维修工 | 机械、工具 | 设备、管线维护保养 | 2/ 台班 | 164 |
| 电器维护工 | 电工工具 | 对电器设备和线路系统进行维修、管理 | 2/ 台班 | 165 |
| 锅炉操作工 | 锅炉 | 操作锅炉 | 2/ 台班 | 166 |
| 辅助工 | 简易工具 | 保安、保洁、绿化等 | 按处理规模和生产需要配置 | 167 |

## 4.7 机动车辆清洗保洁

**4.7.1** 外体清洗。

**工作内容：**车辆定位、人工清洗、揩干。

**表4.7.1 外体清洗**

min/辆

| 项目 | 小轿车 | | 小型面包车 | | 中型面包车 | | 编号 |
|---|---|---|---|---|---|---|---|
| | 定额 | 定员（人） | 定额 | 定员（人） | 定额 | 定员（人） | |
| 手工水洗 | 15 | 2 | 20 | 2 | 33 | 2 | 168 |
| 干洗 | 17 | 2 | 24 | 2 | 54 | 2 | 169 |
| 蒸汽洗 | 15 | 2 | 15 | 2 | 19 | 2 | 170 |

**4.7.2** 外体机械清洗。

**工作内容：**车辆定位、机械清洗、揩干。

**表4.7.2 外体机械清洗**

min/辆

| 项目 | 小轿车 | | 小型面包车 | | 中型面包车 | | 编号 |
|---|---|---|---|---|---|---|---|
| | 定额 | 定员（人） | 定额 | 定员（人） | 定额 | 定员（人） | |
| 机械操作 | 按设备功能设定 | 1 | 按设备功能设定 | 1 | 按设备功能设定 | 1 | 171 |
| 人工揩干 | 5 | 2 | 7 | 2 | 10 | 2 | 172 |
| 说明：不同洗车机械的洗车时间按其功能设定 | | | | | | | |

**4.7.3** 机动车辆保洁、养护。

**工作内容：**1.车内养护：皮椅和车内各部位清洁、养护、消毒杀菌。

2.车外体美容：上光打蜡、去氧化层、轮胎增黑、封釉。

**表4.7.3 机动车辆保洁、养护**

min/辆

| 项目 | 小轿车 | | 小型面包车 | | 中型面包车 | | 编号 |
|---|---|---|---|---|---|---|---|
| | 定额 | 定员（人） | 定额 | 定员（人） | 定额 | 定员（人） | |
| 上光打蜡 | 30 | 2 | 30 | 2 | 40 | 2 | 173 |
| 去氧化层 | 120 | 2 | 150 | 2 | 270 | 2 | 174 |
| 轮胎增黑 | 5 | 1 | 5 | 1 | 5 | 1 | 175 |
| 封釉 | 50 | 2 | 60 | 2 | 80 | 2 | 176 |
| 皮椅清洁养护 | 60 | 1 | 120 | 2 | 150 | 2 | 177 |
| 车内其他部位清洁养护 | 80 | 1 | 100 | 2 | 130 | 2 | 178 |
| 杀菌消毒 | 1 | 1 | 1.5 | 1 | 2 | 1 | 179 |

## 4.8 建（构）筑物外立面清洗保洁

**4.8.1** 清洗保洁定额。

**工作内容：**检查设备工具和安全，安装吊具、调配清洗剂、清洗或涂刷外立面，清洁作业场地。

**4.8.1.1** 石材类。

**表4.8.1-1 石材类**

$m^2$/班次·人

| 项目 | 25m以下 | | 60m以下 | | 100m以下 | | 180m以下 | | 编号 |
|---|---|---|---|---|---|---|---|---|---|
| | 一般 | 重垢 | 一般 | 重垢 | 一般 | 重垢 | 一般 | 重垢 | |
| 大理石（光面） | 230 | 180 | 290 | 230 | 340 | 290 | 400 | 320 | 180 |

续表4.8.1-1

| 项　　目 | 25m以下 | | 60m以下 | | 100m以下 | | 180m以下 | | 编号 |
|---|---|---|---|---|---|---|---|---|---|
| | 一般 | 重垢 | 一般 | 重垢 | 一般 | 重垢 | 一般 | 重垢 | |
| 花岗岩（光面） | 230 | 180 | 290 | 230 | 340 | 290 | 400 | 320 | 181 |
| 烧毛石 | 170 | 150 | 220 | 180 | 270 | 230 | 350 | 280 | 182 |

**4.8.1.2**　玻璃类。

表4.8.1-2　玻璃类

$m^2$/班次·人

| 项　　目 | 25m以下 | | 60m以下 | | 100m以下 | | 180m以下 | | 编号 |
|---|---|---|---|---|---|---|---|---|---|
| | 一般 | 重垢 | 一般 | 重垢 | 一般 | 重垢 | 一般 | 重垢 | |
| 带框幕墙 | 235 | 180 | 290 | 240 | 330 | 280 | 400 | 320 | 183 |
| 玻璃幕墙 | 275 | 210 | 330 | 265 | 410 | 320 | 500 | 400 | 184 |
| 窗玻璃 | 150 | 130 | 190 | 150 | 230 | 180 | 270 | 210 | 185 |
| 百叶窗 | 85 | 75 | 100 | 85 | 120 | 100 | 140 | 110 | 186 |

**4.8.1.3**　贴面砖类。

表4.8.1-3　贴面砖类

$m^2$/班次·人

| 项　　目 | 25m以下 | | 60m以下 | | 100m以下 | | 180m以下 | | 编号 |
|---|---|---|---|---|---|---|---|---|---|
| | 一般 | 重垢 | 一般 | 重垢 | 一般 | 重垢 | 一般 | 重垢 | |
| 釉面砖（光面） | 220 | 180 | 260 | 220 | 310 | 260 | 360 | 290 | 187 |
| 马赛克 | 140 | 115 | 160 | 130 | 200 | 160 | 250 | 200 | 188 |

**4.8.1.4**　金属板类。

表4.8.1-4　金属板类

$m^2$/班次·人

| 项　　目 | 25m以下 | | 60m以下 | | 100m以下 | | 180m以下 | | 编号 |
|---|---|---|---|---|---|---|---|---|---|
| | 一般 | 重垢 | 一般 | 重垢 | 一般 | 重垢 | 一般 | 重垢 | |
| 彩钢板（平板） | 195 | 155 | 230 | 180 | 290 | 230 | 340 | 270 | 189 |
| 铝板 | 200 | 180 | 250 | 200 | 310 | 250 | 360 | 290 | 190 |
| 不锈钢板 | 150 | 120 | 180 | 150 | 210 | 180 | 240 | 200 | 191 |

**4.8.1.5**　水泥涂料类。

表4.8.1-5　水泥涂料类

$m^2$/班次·人

| 项　　目 | 25m以下 | | 60m以下 | | 100m以下 | | 180m以下 | | 编号 |
|---|---|---|---|---|---|---|---|---|---|
| | 一般 | 重垢 | 一般 | 重垢 | 一般 | 重垢 | 一般 | 重垢 | |
| 喷沙 | 200 | 160 | 230 | 190 | 270 | 220 | 320 | 260 | 192 |

续表4.8.1-5

| 项　　目 | 25m以下 | | 60m以下 | | 100m以下 | | 180m以下 | | 编号 |
|---|---|---|---|---|---|---|---|---|---|
| | 一般 | 重垢 | 一般 | 重垢 | 一般 | 重垢 | 一般 | 重垢 | |
| 拉毛水泥 | 200 | 160 | 220 | 190 | 270 | 220 | 320 | 260 | 193 |
| 洗石子 | 200 | 160 | 220 | 190 | 270 | 220 | 320 | 260 | 194 |
| 涂料面 | 200 | 170 | 240 | 200 | 280 | 230 | 330 | 270 | 195 |
| 刷涂料 | 82 | | 110 | | 140 | | 170 | | 196 |
| 说明:本项定额为作业一遍的定额 | | | | | | | | | |

系数调整:

1.大理石、花岗岩、毛面定额按光面0.7计算,蘑菇石定额按烧毛石0.7计算。

2.釉面砖毛面定额按光面0.65计算。

3.彩钢板异型板定额按彩钢板(平板)0.7计算。

4.建(构)筑物完工后的第一次清洗称为“开荒”,“开荒”定额可根据完工后的建筑物污垢程度按重垢0.7～0.8计算。

# 5　定员

## 5.1　作业服务单位人员定员标准

**5.1.1**　全部职工定员比例。

表5.1.1　全部职工定员比例

| 人员分类 | 500人以下 | 1000人以下 | 1000人以上 | 编号 |
|---|---|---|---|---|
| | 百分比(%) | 百分比(%) | 百分比(%) | |
| 全部职工定员人数 | 100 | 100 | 100 | 197 |
| 一、生产工人占全部职工定员人数 | 75以上 | 79以上 | 82以上 | 198 |
| 其中:1.直接生产工人占全部职工定员人数 | 55以上 | 60以上 | 65以上 | 199 |
| 2.附属、辅助生产工人占全部职工定员人数 | 18～20 | 17～19 | 15～17 | 200 |
| 二、管理与专业技术人员和服务人员占全部职工定员人数 | 17～20 | 15～17 | 13～15 | 201 |
| 其中:1管理与专业技术人员占全部职工定员人数 | 12～14 | 10～12 | 10～11 | 202 |
| 2.服务人员占全部职工定员人数 | 5～6 | 4～5 | 3～4 | 203 |
| 三、其他人员占全部职工定员人数 | 4～5 | 3～4 | 2～3 | 204 |
| 说明:1.市容环境卫生监察、执法人员的定员数,按城市人口的万分之三至万分之五另行配备。特大城市和旅游、开放城市可适当增加人员配备。<br>2.各种环卫机动车辆的驾驶员每班次人数按1.1～1.2配备。车辆修理工按每辆车0.85～1人配备(修理工包括轮胎工、电瓶工、汽修工、汽电工、水箱工、泵工、镀工、车工、钳工、刨工、磨工、钣金工、镗工、漆工、缝工、检验工等;车辆维修不含大修)。<br>3.本定员按每周工作40h工时制,每一班次按8h计算(简称“五工二休”),实际定员数中还应包括轮休(按1.4比例配备)等人员。<br>4.根据《劳动法》中有关“工作时间和休息休假”的规定,单位在编制定员时,应考虑相应的人员增加因素 | | | | |

**5.1.2** 作业车辆定员。

**表5.1.2 作业车辆定员**

人/班次

| 项目 | | | | | 编号 |
|---|---|---|---|---|---|
| 车种 | 作业方式 | 车吨位 | 驾驶员定员 | 跟车工定员 | |
| 道路机扫 | 机械清扫 | | 1 | 1 | 205 |
| 道路除雪 | 机械清除 | | 1 | 0 | 206 |
| 融雪剂撒布 | 机械撒布 | 2.5 以下 | 1 | 0 | 207 |
| | | 5 以下 | 1 | 0 | 208 |
| 道路冲、洗、洒水 | 机械冲、洗、洒 | | 1 | 1 | 209 |
| 机动车垃圾收集运输 | 自装卸式 | 2 | 1 | 2 | 210 |
| | | 3 | 1 | 2 | 211 |
| | | 5 | 1 | 3 | 212 |
| | 集装箱式 | 5 | 1 | 0 | 213 |
| | | 8 | 1 | 0 | 214 |
| | | 15 | 1 | 0 | 215 |
| | | 15 以上 | 1 | 0 | 216 |
| | 人工后装压缩式 | 2 | 1 | 2 | 217 |
| | | 3 | 1 | 2 | 218 |
| | | 5 | 1 | 3 | 219 |
| | | 8 以上 | 1 | 4 | 220 |
| | 机械装自卸式 | 2 | 1 | 0 | 221 |
| | | 3 | 1 | 0 | 222 |
| | | 5 | 1 | 0 | 223 |
| | | 8 | 1 | 0 | 224 |
| | 人工装自卸式 | 2 | 1 | 2 | 225 |
| | | 3 | 1 | 3 | 226 |
| | | 4 | 1 | 4 | 227 |
| | 密闭罐装式餐厨垃圾车 | 5 以下 | 1 | 1 | 228 |
| | | 5 以上 | 1 | 1 | 229 |
| | 定点收集人工装自卸式 | 0.5 | 1 | 1 | 230 |
| | | 2 | 1 | 2 | 231 |
| | | 3 | 1 | 3 | 232 |
| | | 5 | 1 | 4 | 233 |

**续表5.1.2**

| 项目 | | | | | 编号 |
|---|---|---|---|---|---|
| 车种 | 作业方式 | 车吨位 | 驾驶员定员 | 跟车工定员 | |
| 拖拉机垃圾收集运输 | 人工装自卸 | 0.5 | 1 | 1 | 234 |
| | | 1 | 1 | 1 | 235 |
| | | 2 | 1 | 1 | 236 |
| | | 3 | 1 | 3 | 237 |
| | | 4 | 1 | 4 | 238 |
| 非机动车垃圾收集运输 | 人工装卸 | 0.25 | 1 | 0 | 239 |
| | | 0.3 | 1 | 0 | 240 |
| | | 0.5 | 1 | 0 | 241 |
| 机动车粪便收集运输 | 汽、柴油车泵吸自卸 | 2 | 1 | 1 | 242 |
| | | 3 | 1 | 1 | 243 |
| | | 5 | 1 | 1 | 244 |
| | 拖拉机运输泵吸自卸 | 0.5 | 1 | 1 | 245 |
| | | 1 | 1 | 1 | 246 |
| | | 2 | 1 | 1 | 247 |
| | | 4 | 1 | 1 | 248 |
| 非机动车 | 人工收集运输 | 0.25 | 1 | 0 | 249 |
| | | 0.3 | 1 | 0 | 250 |
| | | 0.5 | 1 | 0 | 251 |

**5.1.3** 水域环卫作业船舶定员。

**表5.1.3 水域环卫作业船舶定员**

人/班次

| 项目 | | 作业范围 | 人员定额 | | | 编号 |
|---|---|---|---|---|---|---|
| | | | 驾驶 | 轮机 | 水手 | |
| 水域环卫作业船 | 300PH 以上 | 船舶废弃物收集 | 2 | 2 | 5 | 252 |
| | 300PH 以下 | 船舶废弃物收集 | 2 | 2 | 4 | 253 |
| | 150PH 以下 | 船舶废弃物收集 | 2 | 2 | 3 | 254 |
| | 100PH 以下 | 船舶废弃物收集<br>水面漂浮物打捞 | 2 | 1 | 3 | 255 |
| | 40PH 以下 | 水面漂浮物打捞 | 1 | 1 | 2 | 256 |
| | 20PH 以下 | 水面漂浮物打捞 | 1 | 1 | 1 | 257 |
| | 非机动船 | 水面漂浮物打捞 | 1 | — | 1 | 258 |

续表5.1.3

| 项目 | | 作业范围 | 人员定额 | | | 编号 |
|---|---|---|---|---|---|---|
| | | | 驾驶 | 轮机 | 水手 | |
| 水上清扫作业船 | 300PH以下 | 水面漂浮物清扫 | 2 | 2 | 3 | 259 |
| | 150PH以下 | 水面漂浮物清扫 | 2 | 1 | 3 | 260 |
| 序号 | | | 一 | 二 | 三 | |
| 说明：1.以上人员均按每航班8h配备，持续航行8h以上或16h以上，应按海事部门规定增加驾驶和轮机人员。<br>2.环卫作业船水手工兼保洁工 | | | | | | |

**5.1.4** 填埋场劳动定员。

表5.1.4 填埋场劳动定员

人/班次

| 日处理规模 | 劳动定员 | 编号 |
|---|---|---|
| Ⅰ级（1200t以上） | 按比例增加 | 261 |
| Ⅱ级（500～1200t） | 50～70 | 262 |
| Ⅲ级（200～500t） | 30～50 | 263 |
| Ⅳ级（200t以下） | ＜30 | 264 |

注：填埋作业为两班制有独立污水处理厂的取上限；填埋作业为单班制，又未设污水处理厂的取下限。

**5.1.5** 堆肥厂劳动定员。

表5.1.5 堆肥厂劳动定员

人/班次

| 类型 | 劳动定员 | 编号 |
|---|---|---|
| Ⅰ类（300～600t以上） | 55～70 | 265 |
| Ⅱ类（150～300t） | 35～55 | 266 |
| Ⅲ类（50～150t） | 20～35 | 267 |
| Ⅳ类（≤50t） | ≤20 | 268 |

注：1.表中定员不包含堆肥产品深加工处理工序人员配备。

2.表中定员不包含堆肥残余物处理处置工序人员配备。

3.对混合收集的城市垃圾设置人工分选，前处理和后处理工序的堆肥厂取上限。

4.对于未设置前处理或采用静态堆肥的堆肥厂取下限。

**5.1.6** 焚烧厂劳动定员。

表5.1.6 焚烧厂劳动定员

人/班次

| 类型 | 劳动定员 | 编号 |
|---|---|---|
| Ⅰ类（1200t以上） | 120～150 | 269 |
| Ⅱ类（600～1200t） | 80～120 | 270 |
| Ⅲ类（150～600t） | 50～80 | 271 |
| Ⅳ类（50～150t） | ≤50 | 272 |

## 5.2 市容环境卫生部门各类人员范围划分标准

表5.2 市容环境卫生部门各类人员范围划分标准

| 直接生产工人 | 辅助生产工人 | 管理与专业技术和服务人员 | 其他人员 |
|---|---|---|---|
| 道路清扫(保洁)工<br>粪便清运工<br>粪便收集设施保洁工<br>垃圾保洁工<br>垃圾装卸工<br>垃圾综合利用工<br>垃圾处理工<br>公厕保洁工<br>环卫机动车驾驶员<br>装卸机械驾驶员<br>推土、铲运机驾驶员<br>挖掘机驾驶员<br>压实机驾驶员<br>塔式起重机驾驶员<br>皮带输送机操作工<br>污水处理工<br>水域环境保洁员<br>水手<br>废弃物非机动作业船操作工<br>船舶驾驶员<br>船舶轮机员<br>车辆清洗工<br>车辆美容工<br>车辆清洗机械操作工<br>建(构)筑物清洁保养工 | 计算机操作工<br>场地管理工<br>除害消毒工<br>环卫化验工<br>粪便净化处理工<br>汽车维修工<br>汽车发动机维修工<br>汽车底盘维修工<br>汽车维修检验工<br>汽车维修电工<br>汽车维修漆工<br>汽车维修轮胎工<br>汽车维修钣金工<br>缝工<br>铁工<br>泵工<br>材料工<br>汽车油料工<br>钳工、镗工<br>车工、铣工<br>刨工、磨工<br>电工、电焊工<br>气焊工<br>冷作工<br>天车工<br>电瓶工<br>木工、瓦工<br>仓库保管工<br>扫帚绑扎工 | 单位从事行政、生产经营管理、政治工作、专业技术、质量检查、安全生产等管理工作人员、脱产从事管理工作的工人和服务于职工生活的食堂工作人员、文化教育人员,医务、保健人员、保安、消防工作人员、绿化、勤杂人员等,从事生活福利服务的工作人员等 | 是指由单位支付工资但从事的工作与单位工作基本无关的人员,即:脱产学习、病伤假、借出在外单位工作6个月以上的人员,以及出国援外人员,待退休、待工人员、留职停薪人员等 |

# 6 城市环境卫生质量标准、有关作业要求、安全生产规定

## 6.1 基本规定

本定额所涉及的道路清扫、保洁,垃圾、粪便收集运输、处理,环卫公共设施保洁等作业质量要求按建设部〔建城(1997)21号〕《城市环境卫生质量标准》的规定执行。

**6.1.1** 机动车辆清洗保洁质量要求。

1.经清洗后的车辆,车容整洁,车体无污迹和其他粘物。

2.车辆清洗场、站场地整洁。

3.清洗车辆的污水应经沉淀处理,不得直接排入水体。

**6.1.2** 建(构)筑物外立面清洗保洁质量要求。

1.外立面应保持清洁,无积灰,无污垢。

2.清洗后的外墙应无色差、无变色。

3.外墙粉刷涂料面应均匀、光洁。

4.外墙清洗保洁应符合表6.1.2分类质量要求:

**表6.1.2 外墙清洗保洁分类质量**

| 序号 | 材 质 | 清洗质量要求 |
|---|---|---|
| 1 | 幕墙玻璃、镜面不锈钢 | 表面清洁明亮,无污迹、无手印、无水迹 |
| 2 | 大理石、花岗岩 | 表面清洁光亮,无污迹 |
| 3 | 铝合金板 | 表面清洁、光滑、无污垢 |
| 4 | 面砖 | 表面清洁,无污垢 |
| 5 | 彩钢板等金属饰面板 | 表面清洁,无水垢和污垢 |
| 6 | 不锈钢 | 表面清洁,色泽均匀,无划伤、无印迹、无污迹 |
| 7 | 水泥涂料面 | 无黑色划痕及其他污垢,色泽均一 |
| 8 | 马赛克釉面砖 | 清洁、明净、无积灰、无污迹 |

## 6.2 有关作业要求

**6.2.1** 机动车运输作业要求。

1.机动车的行驶速度定为运距在5km以内为25km/h,5km以上为30km/h。

2.拖拉机的行驶速度定为运距在5km以内为15km/h,5km以上为20km/h。

3.每日工作时间为8h,实际作业时间不得少于6h。每日1台班定额车数的计算公式为360min÷(单车操作时间+运输往返时间)。在具体安排工作时可将运输距离的远近进行合理搭配。

**6.2.2** 机动车清洗保洁作业要求。

1.洗车场(站)应设立醒目的告示或标志牌,并建立洗车登记制度。工作人员应统一着装,佩戴上岗服务证。

2.车辆清洗应严格执行操作规程,按照操作程序有序地完成各项清洗保洁作业项目。

3.对车主告知装有易潮物品的车辆,清洗作业应有防潮防湿措施,避免物品受损。

4.清洗作业所产生的油污、淤泥及其他污物,应按环境保护、市容环境卫生的有关规定处理,不得随意排放、堆放和倾倒。

**6.2.3** 建(构)筑物外立面清洗保洁作业要求。

1.清洗保洁质量指的是清洗保洁后一定时间内达到的清洁效果。

2.清洗保洁工作不得损坏建(构)筑物原有材质,不得破坏建筑物的原貌。

3.在清洗保洁建(构)筑物的过程中,涉及使用清洁剂的,不应对建(构)筑物造成损害。

4.建(构)筑物的清洗保洁工作应做到文明、清洁、卫生和有序,最大限度地减少对周围环境和市民生活的影响。

5.未涉及的材质的清洗保洁作业要求，按类似材质或按有关其他规定处理。

## 6.3 有关作业安全生产规定

**6.3.1** 机动车驾驶员。

1.机动车、拖拉机驾驶员必须遵守下述安全生产的规定：

a）用起步挡起步，起步时应平稳，不得突然加大油门。

b）在雨后路滑的道路，应低速行驶；上坡时，如路面不平或坡度较大，应提前换挡，低速行驶；下坡或转弯时严禁挂空挡滑行。

c）行驶前，行驶中，行驶后，都应做例行保养，确保安全行车。

2.用人力车拉运垃圾、粪便时，应注意平稳，掌握重心，不得猛跑和脱把溜放。在平地拉运时，前后车距不得少于2m，下坡时不得少于10m。

**6.3.2** 机动车辆清洗保洁。

1.机动车辆清洗操作人员应主动将待洗车辆引导到规定的清洗线上，保证安全洗车作业。

2.设在加油站内的洗车场（站），应严格执行消防条例。

**6.3.3** 建（构）筑物清洗保洁安全生产按《高处悬挂作业安全规程》有关规定执行。

# 修订说明

## 一、总说明

在修订工作调研和征求意见的过程中，各城市认为原定额的总体结构基本符合市容环卫主体作业的构成；但10年来市容环卫作业发展较快，变化较多，根据作业的实际情况和修订原则作了相应的调整、修订，主要有：

1.原定额中的工日定额全部改为班次定额。

2.在道路人工清扫定额的基础上，新增了人工除雪、机械除雪、融雪剂机械撒布三项定额。

3.将原定额中废物箱收集、保洁列入本定额的道路清扫、保洁项目；将垃圾容器（箱、桶）保洁、垃圾收集站（点）保洁列入本定额的垃圾收集和运输项目；将粪便收集站的管理保洁列入本定额的粪便收集运输项目。

4.将附录部分原来的“机动车辆清洗保洁”调整为正式定额；根据作业发展的需要，新增“建（构）筑物外立面清洗保洁定额标准”。

在作了上述调整后，本定额总体结构根据市容环境卫生工作的性质和内容，划分为“定额”、“定员”两部分。“定额”部分主要由市容环卫各工种的定额构成，它规定了市容环卫各工种的工作内容、劳动消耗量、计算规则、其他具体规定及单项定额标准；“定员”部分主要由市容环境卫生各类人员配备标准和人员范围划分标准构成。

## 二、主要内容说明

本定额主要由“适用范围”、“引用标准”、“有关规定”（其他规定）、“定额标准表”四部分内容组成。

“适用范围”是对本定额适用范围的界定。

“引用标准”是指市容环卫各作业工种定额中引用的国家和部颁的有关标准。

“有关规定”是对市容环卫各主要作业内容（包括工作对象、作业手段）、劳动消耗量、定额时间构成、定额概念、工作量计算规则及某些特殊因素影响市容环卫定员、定额的增减系数，分别作出定性和定量的规定，便于各地准确计算市容环卫作业劳动量。

“定额标准表”是整个“定额”的重点内容，它由8个方面的市容环卫主要作业工种定额表所组成。具体内容包括：

道路清扫（除雪）、保洁——规定不同等级道路人力清扫、机械清扫、冲洗、洒水、除雪定额标准和废物箱保洁定额标准；

垃圾收集和运输——规定机动车、拖拉机、非机动车及人力上门（户）收集垃圾等不同收运方式的定额标准和转运站（场）的不同操作工种及转运设施制定定员标准，规定垃圾箱、桶等各类垃圾容器及收集站（点）的保洁定额标准；

粪便收集和运输及收集站管理——规定机动车、拖拉机、非机动车收运粪便和收集站管理的定额标准；

公共厕所管理保洁——按公厕的不同等级配备保洁、管理人员；

水域保洁——规定了城市水域船舶生活垃圾收集，水域船舶扫舱垃圾及粪污水收集、水面漂浮垃圾打捞清除、水域岸线和滩涂保洁等作业定额以及水域环卫作业船只的人员配备标准；

废弃物处理——按不同的处理方式和处理设施、设备配备垃圾填埋、堆肥、焚烧和粪便处理操作及辅助人员。

机动车辆清洗保洁——规定了不同方式对机动车辆清洗、保洁、养护的定额标准。

建（构）筑物外立面清洗保洁——规定了不同材质的建（构）筑物外立面清洗保洁的定额标准。

市容环卫作业是一个系统工程，它由若干个既独立又相互衔接的作业体系所组成。上述8个方面市容环卫工作的定额表基本概括了市容环卫一线作业工种的工作内容，反映了城市市容环境卫生整体作业过程和内在有机联系的特点。

## 三、有关问题说明

1.是人工道路清扫保洁定额，是在设定清扫时间的前提下制定的，同时还明确保洁的面积是在设定的清扫面积中巡回操作；也为清扫和保洁作业的时间不同而另行计算定额提供参照数据。

2.在道路清扫保洁定额中新增道路除雪定额，是按照北方城市实际需要而增加的；定额的标准是哈尔滨市市容环卫管理办公室根据多年积累的除雪作业资料和政府主管部门的有关规定并与长春、沈阳等城市的市容环卫管理部门共同研讨后提出的标准确定的。

3.新增加的“建（构）筑物外立面清洗保洁作业定额”是根据城市现代化管理和行业发展要求及建设整洁优美城市市容的需要而增加的。

## 四、其他说明

1.各地在实施本定额时，对车辆行驶速度的确定，可根据本地区的道路、交通、车流量等实际情况，作适当调整。

2.按等级标准设置的公共厕所，应按照文明管理的要求，安排男性和女性保洁人员，对男厕和女厕分别保洁。

3.废弃物处理实行人员定额，按技术规范、工艺要求、作业方式和设备配置确定操作人员和场地辅助人员。

4.本定额按每周40h工时制，每一班次8h标准工时制计算（简称“五工二休”）。实行每周40h工时制，每一班次按6.5h（简称“六工一休”）或其他工时制的，需经当地劳动（人事）主管部门认定，其班次定额由各地市容环卫部门另行计算。根据管理需要，生产作业时间超过一个班次，应另行计算班次，安排生产作业人员。

5.定额标准表是这次定额修订的核心内容，即对原定额中不适应现在市容环卫事业发展的部分内容进行修改、调整，又对新发展的作业服务内容和新出现的工种进行增订，以适应目前市容环卫发展的需要。修订和增订的劳动定额详见下表：

## 修订、增订主要内容汇总表续表

| 序次 | 原　定　额 | 修订内容 | 新增内容 |
|---|---|---|---|
| 4.1 道路清扫 | 一、表 1 为人工清扫定额，单位为 $m^2$ / 工日；<br>二、表 2 为道路机扫、冲洗定额，单位为 km / 工日；<br>三、表 3 为道路洒水定额，单位为 km / 工日 | 一、将原人工清扫工日定额改为班次定额，对不同等级道路的人工清扫保洁标准作了调整；单位改为 $m^2$/ 班次 · 人；<br>二、将道路机扫和冲洗分开设定，单位 km / 工作日改为 km/h；<br>三、将道路冲洗和洒水合并，单位 km / 工日改为 km/h；<br>四、将废物箱保洁由原表 18 移至“道路清扫、保洁，”单位改为只 / 班次 · 人；<br>五、将人工清扫保洁、机械清扫保洁系数调整由原定额的专列，移至本板块后 | 一、人工清除冰雪；<br>二、机械清除冰雪；<br>均以 $m^2$/h 为单位；<br>三、融雪剂机械撒布。<br>以班次 / 车次为单位 |
| 4.2 垃圾收集运输 | 一、表 4 为机动车收集运输定额；单位为车次 / 工日；<br>二、表 5 为拖拉机收集运输定额；单位为车次 / 工日；<br>三、表 6 为非机动车收集运输定额；<br>四、表 7 为人工上门( 户 )收集，单位为户 / 工日 | 一、将原机动车收集运输定额分开，按车种设定，单位改为车次 / 班次；<br>二、将垃圾转运( 中转 )原表 12，垃圾收集容器及收集站保洁原表 17、19 移至“垃圾收集运输”；<br>三、人工上门( 户 )收集单位改为户 / 班次 · 人；<br>四、将机动车收集运输系数的调整由原定额的专列，移至本板块后 | 密闭罐状式餐厨垃圾车，以车次 / 班次为单位 |
| 4.3 粪便收集运输 | 一、表 8 为机动车收集运输；<br>二、表 9 为拖拉机收集运输；<br>三、表 10 为非机动车收集运输，单位均为车次 / 工日；<br>四、表 11 为人力挑运，单位为担 / 工日 | 一、原机动车、拖拉机、非机动车定额未作调整；单位改为车次 / 班次；<br>二、将粪便收集运输系数的调整由原定额专列，移至本板块后 | 粪便收集站管理保洁，单位为座 / 人 · 班次 |
| 4.4 垃圾转运（中转） | 表 12 为垃圾转运（中转） | 移至垃圾收集运输板块内 | |
| 4.5 垃圾粪便处理 | 一、表 13 为垃圾填埋；<br>二、表 14 为垃圾堆肥处理；<br>三、表 15 为垃圾焚烧处理；<br>四、表 16 为粪便无害化处理 | 未作调整 | 在垃圾焚烧处理中增加巡检员 |
| 4.6 垃圾收集容器及收集站保洁 | 一、表 17 为垃圾容器( 箱、桶 )保洁；<br>二、表 19 为垃圾收集站（点）保洁，单位均为处 / 工日 | 移至垃圾收集运输板块内，单位改为台 / 班次和座 / 班次 | |
| 4.7 公共厕所管理保洁 | 表 20 为公共厕所管理保洁 | 对公共厕所管理保洁定额作了部分修订，旱厕和简易公厕改为巡回保洁。单位改为人 / 座 · 班次 | 增加流动厕所定员 |

**续表**

| 序次 | 原定额 | 修订内容 | 新增内容 |
| --- | --- | --- | --- |
| 4.8 水域环境卫生作业 | 一、表 21 为水域船舶生活垃圾、粪便收集,单位为艘次/航班;<br>二、表 22 为水域船舶垃圾、粪污水收集,单位为吨/航班;<br>三、表 23 为水域漂浮垃圾清扫打捞;<br>四、表 24 为水域环卫作业船舶人员 | 一、对原表作了部分修订;<br>二、将水域环境卫生作业系数的调整由原定额专列,移至本板块后 | 岸线、河滩、海滩保洁,单位为 $m^2$/航班 |
| 附录 A 车辆清洗定额 | 原定额中 4.1“附录车辆清洗定员定额”作参考件 | 一、定额修订后列入 4.7“机动车辆清洗保洁”定额;<br>二、按不同清洗保洁作业方式,对定额标准作了调整 | 机动车辆清洗、保洁 |
| 新增建(构)筑物外立面清洗保洁 | | | 建(构)筑物各类材质外立面清洗保洁定额 |

6.定额标准表说明

(1)道路清扫(除雪)、保洁。

1)道路清扫、保洁包括人工清扫(除雪)、保洁,道路机扫(除雪)、保洁、冲洗和洒水。道路清扫、保洁范围包括城市建成区的车行道、人行道、人行过街天桥、地下通道、公共广场等地的清扫(除雪)、保洁作业。

本定额标准表中“4.1.1”道路人工清扫、保洁(表4.1.1)。

①人工清扫、保洁是指用扫把、畚箕、铁锹等简易工具清除路面尘土、废弃物和积雪(冰)等。

②根据建设部(建城〔1997〕21号)《城市环境卫生质量标准》中的有关规定,确定道路清扫保洁分为四级。1～4级道路和步行街、公共广场的清扫、保洁定额,系对50多个省(自治区)、市(县)现行定额的综合分析和有关城市的多次实地测试后而确定的。

③人工清扫、保洁道路宽度的确定,是以一般人工清扫的幅度为2m,以此确定人工清扫、保洁的宽度按2m计算。

④人工清扫小时作业量的确定。

本次道路清扫、保洁小时作业量是在对上海市虹口、普陀、黄浦、卢湾等区选定若干道路清扫作业路段进行实地测试的基础上,综合实测数据平均后拟定。拟定作业量与实测数据见下表:

| 项目 | | 一级道路步行街 | 二级道路 | 三级道路 | 四级道路 |
| --- | --- | --- | --- | --- | --- |
| 人行道清扫保洁($m^2$/h) | 实测平均 | 1384.6 | 1107.05 | 1325.58 | 1399.87 |
| 道路清扫保洁($m^2$/h) | 实测平均 | 1273.2 | 1077 | 1287 | 1472.6 |
| 拟定作业量($m^2$/h) | | 1250 | 1250 | 1300 | 1350 |

公共广场的作业量实地测试为1600$m^2$多一点，因此拟定作业量为1600$m^2$/h。

⑤人工道路保洁小时作业量的确定。

道路保洁小时作业量是依据人在一般速度下行走，同时还要因拣扫零散废弃物需消耗的时间，再根据有关地区市容环卫部门提供的道路保洁作业量的相关数据以及实地测试后而设定的作业量确定保洁的道路宽度设定4m左右（人行道设定为2m、非机动车道为2m）。因此，设定每小时一级道路保洁行走速度为800m、二级道路为850m、三级道路为900m、四级道路为950m，按此计算的工作量见下表：

| 项目 | 一级道路、步行街 | 二级道路、公共广场 | 三级道路 | 四级道路 |
|---|---|---|---|---|
| 保洁面积（$m^2$/h） | 3300 | 3500 | 3700 | 3900 |

⑥因清扫和保洁安排的时间不同，班次作业量可按清扫和保洁的小时作业量进行换算。

A.清扫与保洁单一作业的，班次作业量为：

清扫班次作业量（面积）=清扫小时作业量×班次有效工时

保洁班次作业量（面积）=保洁小时作业量×班次有效工时÷保洁巡回次数

保洁巡回次数=保洁班次有效工时÷核定的巡回一次所需的时间

B.同一道路，清扫与保洁同一作业人数的，班次作业量为：

清扫作业量（面积）=清扫小时作业量×清扫作业有效工时

保洁作业量（面积）=清扫作业量（面积）

保洁巡回次数=保洁有效工时÷核定的巡回一次所需的时间

C.同一道路，清扫与保洁不同作业人数的，班次作业量为：

清扫作业量（面积）=清扫小时作业量×清扫作业有效工时

保洁作业量（面积）=保洁小时作业量×保洁有效工时÷保洁巡回次数

保洁作业人数=清扫小时作业量×清扫作业有效工时×清扫作业人数÷保洁作业量（面积）

D.每班次有效工时为6.5h（单一进行道路清扫的有效工时应为6h）。

E.每班次清扫与保洁作业工时相加超过法定工时，其超过部分应另行安排作业班次。

2）道路机扫保洁、冲洗（表4.1.3、表4.1.6）。

①道路机扫、保洁、冲洗是指使用清扫、冲洗机具清除路面尘土、杂物等和对路面用水冲洗。

②冲洗车辆的行驶速度参数为每小时6～10km；冲洗车加水时间可视车吨位确定。

③机扫车辆清扫时的行驶速度参数定为每小时6～8km；保洁时的行驶速度参数定为每小时8～10km。

3）道路洒水：以降温、降尘为目的洒水，气温在30℃以上时路面应洒水，洒水次数应按《城市环境卫生质量标准》中的规定执行。

（2）垃圾收集和运输。

1）机动车的行驶速度定为运距在5km以内为25km/h，5km以上为30km/h；拖拉机的行驶速度定为运距5km以内为15km/h，5km以上为20km/h是根据环卫车辆附加装置多的特点以及穿街走巷的行车条件，并参照交通部门的有关规定而确定的。在计算每公里行驶时间时，将整数后面的小数点均进位至整数。

例如，汽车运距在5km以内，时速为25km/h，每公里的行驶时间是2.4min，则以3min计算。

拖拉机速度相对较慢，设每公里的平均行驶时间为5min。

2）“单车操作时间”参数的确定是依据车吨位、定员数。垃圾机械装车或人工装车、自动卸车所需的时间，包括开关车厢、放斗、吊箱（桶）、开启封闭装置（加盖篷布、网罩）的时间和场、站、间收集点的移位及装卸作业场地的打扫所需的时间。各种车辆单车操作所需的时间如下（不包括运输往返时间）：

①自卸式垃圾车（原密封车）：

2t车：30min；3t车：40min；5t车：60min。

②集装箱车（机械装卸）：

5t车：20min；8t车：25min；15t车：40min。

③车厢可卸式垃圾车（原拉臂车：机械装自卸）：

5t车：25min；8t车：30min。

④后装压缩式垃圾车（人工装自卸）：

2～3t车：28min；5t车：55min；8t车：75min。

⑤机械装自卸式垃圾车（原平板车）：

A.2t车：5min；3t车：8min；5t车：12min；8t车：20min；10t车：25min。

B.人工装自卸：2t车：40min；3t车：50min；5t车：70min。

C.密闭罐状式餐橱垃圾车（厨余垃圾车，机械装自卸）：

5t以下45min；5t以上60min。

D.人工装自卸：2t车：40min；3t车：55min；5t车：80min。

⑥拖拉机挂车（人工装自卸）：

0.5t车：27min；2t车：35min；3t车：55min；4t车：70min。

⑦人力车（人工装卸）：

0.25t车：20min；0.3t车：30min；0.5t车：40min。

3）本定额中垃圾、粪便运输时间已含运输道路5%以内坡度的因素，因为坡度与速度是成反比的，坡度越大，所需时间越多，如坡度超过5%以上至10%，重车上坡的时间每公里可乘以系数1.33；坡度超过10%以上至20%，重车上坡时间每公里可乘以系数1.5；坡度在20%以上，上坡时间每公里可乘以系数2。但下坡的时速仍按平地行驶时间计算。

4）本定额中垃圾运输装车以1个装车点为准，每超过1个装车点（距离在500m以内），按相应的产量定额乘以系数0.95递减。

例如：装车地点是3个的，超过2个装车点（每超过一个装车点，应减去定额系数0.05）那么产量定额乘以系数0.90；依此类推。

①各地在制定“实施细则”时，可根据本地区的道路、交通、车流量等实际情况，对车辆的行驶速度的确定作适当调整。

②本定额中人工上门（户）收集垃圾是依据北京、上海、广州等城市提供的资料，经综合分析而制定的。

5）垃圾转运（中转）。

①垃圾转运（中转）一般指用小型机动车收集、集聚至转运场地（日转运在200t以上）

后，再用大型车辆等运输工具运至处置场。

②垃圾转运（中转）的劳动定额按日转运任务量及工程设计要求配置设备，按设备配备人员。

6）垃圾收集房（间）及收集容器保洁。

①本定额中的容器是指各种不同类型、材质、大小的垃圾收集容器。

②这部分劳动定额是从保洁的数和质两个方面以及设置的间距等因素确定的。

③垃圾收集房（间）有吊装设备的，操纵吊装设备的定员数应按每台吊装设备一人的原则配备操作工，其工作内容应包括维护吊装设备的整洁。

④各城市垃圾收集房（间）的设置和收集方式形式多样，差别较大，不能一一确定定额，各地在实施过程中，可按本定额标准中的类似部分参照执行。

（3）粪便收集和运输。

1）“粪便收集运输”速度与“4其他说明中（二）垃圾收集和运输1”的规定相同。

2）“单车操作时间”参数的确定是根据车吨位、定员数、泵吸自卸或人工装自卸所需的时间，并包括开盖、清掏、放收粪管、吸装车点的移位以及作业场地的冲洗等所需时间组成的。各种车辆单车操作所需时间如下（不包括运输往返时间）：

①吸粪车（泵吸自卸）：

2t车：5min；3t车：8min；5t车：14min。

②拖拉机挂车：

A.泵吸自卸：0.5t车：3min；1t车：5min；2t车：10min；4t车：15min。

B.人工装自卸：0.5t车：30min；1t车：50min；2t车：70min；4t车：100min。

③人力车（定点定时收集，包括收倒马桶粪在内）：

0.25t车：25min；0.3t车：30min；0.5t车：50min。

（4）公共厕所管理保洁。

1）公共厕所的管理保洁是指供居民和行人使用的厕所，按照公厕管理、保洁标准进行管理、保洁。

2）高于等级标准的涉外厕所和新近发展的星级厕所按3人配备管理保洁人员。

3）三类以上的公共厕所，均应按男女分开的保洁原则配备管理保洁人员。

4）简易厕所、旱厕1人保洁2座以上的应根据厕所与厕所之间的距离远近，合理搭配男女管理保洁工，尽可能做到分别保洁公厕中的男、女蹲位。

5）三类以上公共厕所在严寒季节，所需单独保暖、防冻的，可增加保暖工1名。

（5）水域保洁。

1）水域环卫作业以环卫作业船为作业单位。环卫作业船船员应按交通航政部门规定配备。水上环卫作业人员应按实际需要配备。通常状况下水上环卫作业人员可由船员中舱面（甲板）人员兼岗。

2）收集、清除船舶废弃物劳动定额单位为“艘次/航班”。“艘次”指作业船作业人员登轮作业的作业过程包括停靠、登轮、联系、吊卸废弃物、离船等的次数。收集清除船舶废弃物的作业时间等于每艘次作业时间乘以艘次数。每艘次作业时间由实地作业测出数据后按算术平均数计算。

3）清除、打捞水面漂浮垃圾劳动定额单位为“$m^2$/航班”。“$m^2$”为清扫作业船打捞水面漂浮垃圾作业面积的单位。清扫打捞水面作业面积等于作业船、作业机械或机具打捞宽度乘以作业航程。作业航程等于作业船平均航速乘以作业时间。

（6）废弃物处理。

1）废弃物中的垃圾处理是指通过填埋、堆肥或焚烧等处理工艺，达到无害化、资源化和减量化的处理要求；粪便处理是指通过密封储存、厌氧发酵等工艺，达到无害化卫生标准的处理方式。

2）废弃物处理劳动定额是按日处理任务量和处理场（厂）的设备配置来配置人员。

垃圾填埋处理以处理量确定人员配备。各处理场（厂）处理规模、设备、人员配备差异较大，其设备部分的定员数，应按设备配置人员的规定执行。根据有关城市提供的定员资料的综合分析，对其他辅助人员可按日处理300t以下定员3～5人，300t以上定员6～8人配备，这是根据有关城市提供的定员资料综合分析后确定的。

3）场地管理工、除害消毒工，按作业单元配备（作业单元指大型的填埋场划分的作业场区）。凡以50000$m^2$左右为一个作业单元的，按每一作业单位3人配置；凡以100000$m^2$左右为一个作业单位的，按每一作业单元5人配置。

填埋场绿化工，填埋区封场后需大面积绿化还原的，绿化工应相应增加。

（7）机动车辆清洗保洁。

1）机动车清洗指将进入市区或在市区内行驶的车辆，凡车身有污迹，有明显浮土，车底、车轮附有泥沙，影响城区环境卫生和市容观瞻的车辆应清洗干净。本定额仅对小轿车，小、中型面包车的清洗、保洁定额作出规定。

2）机动车清洗中的干洗、蒸汽洗对节约洗车用水有积极意义；机动车清洗正向车辆美容发展，所以将上述作业内容列入定额标准。

（8）建（构）筑物外立面清洗保洁。

1）建（构）筑物外立面清洗保洁是指使用专用设备和器具及清洗剂，清除各类建（构）筑物外立面的污物、浮尘。

2）建（构）筑物外立面清洗保洁定额是根据上海、广州等部分城市清洗企业的平均定额水平确定的。

7.有关市容环境卫生行业劳动定员的说明

（1）本定额所规定的各类人员定员标准是根据各省市环卫同行业先进、合理、可行的水平而确定的。

（2）单位全部定员人数是根据各单位承担的全部任务量、配备的各类设备、机具和车辆及拥有的环卫设施按照定额配备人员。

（3）单位全部职工人数，包括计划内劳动合同制工、临时工，不包括抽调到企业或安排到独立核算、自负盈亏单位的职工。

（4）本定额所规定的单位生产工人、管理与专业技术人员和服务人员见定额标准表5.1.1。对附属车队、工具厂、环卫设施维修队、垃圾粪便厂（场）、垃圾堆场等机械设备、机具和车辆较多的单位，辅助生产工人可增加10%～20%。其管理与专业技术人员和服务人员根据职工总人数的要求应控制在13%～20%的范围内。

今后，环卫行业随着科技发展及现代化水平提高，技术人员的比例可适当增加。

（5）本定额适用于市容环境卫生作业服务单位。市容环境卫生行业所属的各类车队、工具厂、维修厂（队）、学校、科研等单位的定员标准由各省、市主管部门，参照本地劳动、人事主管部门确定的人员编制自行制定。

根据《劳动法》中有关“工作时间和休息休假”的规定，单位在编制定员时，应考虑相应的人员增加因素。